BEI GRIN MACHT SICH IHR WISSEN BEZAHLT

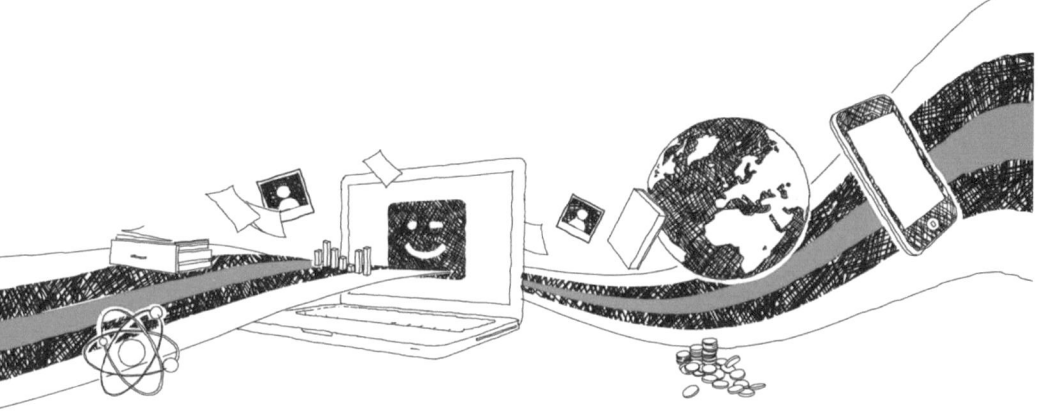

- Wir veröffentlichen Ihre Hausarbeit,
  Bachelor- und Masterarbeit

- Ihr eigenes eBook und Buch -
  weltweit in allen wichtigen Shops

- Verdienen Sie an jedem Verkauf

Jetzt bei www.GRIN.com hochladen
und kostenlos publizieren

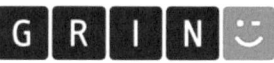

Lotte Habermann-Horstmeier

Kann schwangeren Frauen zum Schutz des ungeborenen Kindes das Rauchen verboten werden?

Untersuchung zum Gesundheitsrecht am Beispiel des Kantons Basel-Stadt

GRIN Verlag

Bibliografische Information der Deutschen Nationalbibliothek:

Die Deutsche Bibliothek verzeichnet diese Publikation in der Deutschen National-
bibliografie; detaillierte bibliografische Daten sind im Internet über http://dnb.d-
nb.de/ abrufbar.

Impressum:

Copyright © 2012 GRIN Verlag GmbH
Druck und Bindung: Books on Demand GmbH, Norderstedt Germany
ISBN: 978-3-656-26899-4

Dieses Buch bei GRIN:

http://www.grin.com/de/e-book/200456/kann-schwangeren-frauen-zum-schutz-des-
ungeborenen-kindes-das-rauchen-verboten

GRIN - Your knowledge has value

Der GRIN Verlag publiziert seit 1998 wissenschaftliche Arbeiten von Studenten, Hochschullehrern und anderen Akademikern als eBook und gedrucktes Buch. Die Verlagswebsite www.grin.com ist die ideale Plattform zur Veröffentlichung von Hausarbeiten, Abschlussarbeiten, wissenschaftlichen Aufsätzen, Dissertationen und Fachbüchern.

Besuchen Sie uns im Internet:

http://www.grin.com/

http://www.facebook.com/grincom

http://www.twitter.com/grin_com

Gesundheitsrechtsmemo

Kann der Kanton Basel-Stadt schwangeren Frauen das Rauchen verbieten, um die Gesundheit des ungeborenen Lebens zu schützen?

Leistungsnachweis im Modul „Gesundheitsrecht" (B301.30.12) im Rahmen des Interuniversitären Weiterbildungsstudiengangs Public Health

Dr. med. Lotte Habermann-Horstmeier
03.04.2012

I. Ausgangslage - Analyse des rechtserheblichen Sachverhalts

Ein Mitglied im *Grossen Rat* des Kantons Basel-Stadt hat bei einem informellen Gespräch mit einer Gruppe von Kinderärzten erfahren, dass Rauchen in der Schwangerschaft das Risiko für die Entwicklung von Fehlbildungen bei ungeborenen Kind deutlich erhöht[1]. Nach einer 2011 veröffentlichten Metaanalyse[2], die 172 Studien aus den Jahren 1959 bis 2010 mit den Daten von 11,7 Mio. gesunden Kindern und 173.687 Kindern mit Fehlbildungen einbezog, haben Kinder von Müttern, die während der Schwangerschaft geraucht hatten, u.a. ein um 10 bis 20 Prozent höheres Risiko, Finger- und Zehenanomalien, einen Kryptorchismus oder einen Herzfehler zu entwickeln. Das Risiko für Fehlbildungen an den Extremitäten, für einen Eingeweidebruch oder für Lippen-Kiefer-Gaumenspalten ist hiernach um 25 bis 50 Prozent höher als bei Kindern, deren Mütter in der Schwangerschaft nicht geraucht haben. Darüber hinaus erhöht sich das kindliche Risiko auf das Siebenfache, an plötzlichen Kindstod (SIDS) zu versterben, wenn die Mutter während der Schwangerschaft täglich mehr als 10 Zigaretten raucht[3]. Fünfzehn Prozent aller Frühgeburten und 20 bis 30 Prozent aller Fälle von geringem Geburtsgewicht werden dadurch verursacht, dass Frauen während der Schwangerschaft rauchen. Rauchen während der Schwangerschaft ist darüber hinaus für eine Erhöhung der gesamten perinatalen Sterblichkeit um 150 Prozent verantwortlich[4]. Im Rahmen des auch als Fetales-Tabaksyndrom bezeichneten Krankheitsbildes kommt es u.a. auch zu Wachstumsstörungen des Gehirns. Bei den betroffenen Kindern ist später die Rate von Hyperaktivität, Aufmerksamkeitsdefiziten und anderen Verhaltensauffälligkeiten signifikant erhöht[5].

Der Prozentsatz der Mütter, die während der Schwangerschaft rauchen, lag in einer deutschen Studie aus dem Jahr 2008 bei 37,4%[6]. In der Schweiz gaben in den Jahren 2001 bis 2005 13% der schwangeren Frauen und 22% der Mütter von Kleinkindern bis 3 Jahre an zu rauchen.[7]

Das Mitglied im *Grossen Rat* des Kantons Basel-Stadt ist daher der Ansicht, dass der Grosse Rat des Kantons Basel-Stadt hier unbedingt gesetzgeberisch aktiv werden muss, um die Zahl der durch Rauchen hervorgerufenen Fehlbildungen zu senken.

---

[1] Vgl. Deutsches Krebsforschungszentrum (Hrsg.). Passivrauchende Kinder in Deutschland – Frühe Schädigungen für ein ganzes Leben. Heidelberg, 2003
[2] Hackshaw A, Rodeck C, Boniface S. Maternal smoking in pregnancy and birth defects: a systematic review based on 173 687 malformed cases and 11.7 million controls. Hum. Reprod. Update 2011; 17(5): 589-604; doi:10.1093/humupd/dmr022
[3] Schellscheidt J, Oyen N, Jorch G. Interaction between maternal smoking and other prenatal risk factors for sudden infant death syndrome (SIDS). 1992
[4] Andres RL, Day MC. Perinatal complications associated with maternal tobacco use. Semin Neonatal 2000; 5: 231-241
[5] Rückinger S, Rzehak P, Chen CM et al. Prenatal and Postnatal Tobacco Exposure and Behavioral Problems in 10-Year-Old Childeren: Results from the GINI-plus Prospective Birth Cohort Study. Environmental Health Perspectives 2010; 118(1): 150; http://dx.doi.org/10.1289/ehp.0901209
[6] Hannöver, W., Thyrian, J. R., Ebner, A., Röske, K., Grempler, J., Kühl, R., Hapke, U., Fusch, C. & John, U. (2008). Smoking during pregnancy and postpartum: Smoking rates and intention to quit smoking or resume after pregnancy. *Journal of Women's Health, 17*(4), 631-640.
[7] Keller R, Radtke T, Füllemann D, Krebs H, Hornung R. Rauchen in der Schwangerschaft. Tabakmonitoring – Schweizerische Umfrage zum Tabakkonsum. Bern: BAG, 2009

II. Welche Rechtsfragen stellen sich?

Ihm stellen sich daher die folgenden Rechtsfragen:

- Haben ungeborene Kinder ein Recht auf körperliche und geistige Unversehrtheit?
- Haben ungeborene Kinder ein Recht auf Gesundheit?
- Wenn ja: Darf das Recht der persönlichen Freiheit einer werdenden Mutter gegen das Recht des ungeborenen Kindes auf körperliche und geistige Unversehrtheit bzw. auf Gesundheit abgewogen werden?
- Darf der Kanton Basel-Stadt schwangeren Frauen zum Schutz der Gesundheit ihres ungeborenen Kindes das Rauchen verbieten?

III. Welche Rechtsnormen sind anwendbar?

- *Rechtsnormen (Verfassung, Gesetz, Verordnung) im Hinblick auf die Rechte des ungeborenen Kindes:*

  - Schutz des Rechts auf körperliche und geistige Unversehrtheit (Art 10 Abs. 2 BV)
  - Schutz der Kinder und Jugendlichen (Art. 11 BV)
  - Recht auf Gesundheit – right to health (Art. 25 UNO-Menschenrechtserklärung vom 10.12.1948)
  - Art. 31 Schweiz. Zivilgesetzbuch
  - Bundesgesetz zum Schutz vor Passivrauch vom 03. Oktober 2008
  - Verordnung zum Schutz vor Passivrauchen (Passivrauchschutzverordnung, PRSV) vom 28. Oktober 2009

- *Rechtsnormen (Verfassung, Gesetz, Verordnung) im Hinblick auf die Rechte und Pflichten der werdenden Mutter:*

  - Elterliche Sorge (Art. 301ff. ZGB)
  - Schutz der persönliche Freiheit (Art. 10 Abs. 2 BV)
  - Einschränkung von Grundrechten (Art 36)

IV. Wie sind diese Rechtsnormen zu verstehen?

A. Auslegung der Rechtsnormen im Hinblick auf die *Rechte des ungeborenen Kindes*

a. Schutz des Rechts auf körperliche und geistige Unversehrtheit / Schutz der Kinder und Jugendlichen

Nach Artikel 10 Absatz 2 der *Bundesverfassung der Schweizerischen Eidgenossen-schaft* hat jeder Mensch das Recht auf körperliche und geistige Unversehrtheit:

Art 10 Abs 2 BV

Jeder Mensch hat das Recht auf persönliche Freiheit, insbesondere auf körperliche und geistige Unversehrtheit und auf Bewegungsfreiheit.

2

Allerdings heißt es in der *Botschaft des Bundesrates zur Revision der Bundesverfassung von 1996*[8], dass nur bereits geborene Menschen Träger von Grundrechten sind. Nach Kley[9] lehnte die Botschaft des Bundesrates auch eine Nennung von Kindern als Grundrechtsträgern ab, denn eine solche Differenzierung schade dem universalen Charakter der Grundrechte, „die ja im Prinzip für alle Menschen ohne Unterschied gültig sind". Trotzdem wurde später noch Artikel 11 in die Revision der Bundesverfassung aufgenommen, der besagt, dass Kinder und Jugendliche Anspruch auf einen besonderen Schutz ihrer Unversehrtheit und auf Förderung ihrer Entwicklung haben.

Art. 11 BV Schutz der Kinder und Jugendlichen

1 Kinder und Jugendliche haben Anspruch auf besonderen Schutz ihrer Unversehrtheit und auf Förderung ihrer Entwicklung.

2 Sie üben ihre Rechte im Rahmen ihrer Urteilsfähigkeit aus.

Dieser Artikel bezieht sich auf internationales Recht. Zu nennen ist hier vor allem die *UN-Kinderrechtskonvention*, die besagt, dass das Kind wegen seiner mangelnden körperlichen und geistigen Reife besonderen Schutzes und besonderer Fürsorge, insbesondere eines angemessenen rechtlichen Schutzes *vor und nach der Geburt* bedarf[10]. Der Schutz und die Fürsorge des vorgeburtlichen Lebens wurde allerdings nicht explizit mit in die Schweizerische Bundesverfassung aufgenommen. In Artikel 24 der UN-Kinderrechtskonvention erkennen die Vertragsstaaten das Recht des Kindes auf das erreichbare Höchstmaß an Gesundheit an. Sie bemühen sich hiernach, die volle Verwirklichung dieses Rechts sicherzustellen und treffen u.a. geeignete Maßnahmen, um die Säuglings- und Kindersterblichkeit zu verringern, eine angemessene Gesundheitsfürsorge für Mütter vor und nach der Entbindung sicherzustellen und sicherzustellen, dass v.a. Eltern Grundkenntnisse über die Gesundheit und Ernährung des Kindes vermittelt werden. Die Schweiz ist der UN-Kinderrechtskonvention am 24. Februar 1997 beigetreten.

Auch nach Artikel 25 Absatz 2 der *Allgemeinen Erklärung der Menschenrechte* vom 10.12.1948 haben Kinder Anspruch auf besondere Fürsorge und Unterstützung[11].

Darüber hinaus beschreibt Artikel 24 der *Charta der Grundrechte der Europäischen Union* die Rechte des Kindes[12]. Nach Absatz 1 haben Kinder Anspruch auf den Schutz und die Fürsorge, die für ihr Wohlergehen notwendig sind. Absatz 2 besagt, dass das Wohl des Kindes bei allen Maßnahmen öffentlicher oder privater Einrichtungen, die Kinder betreffen, eine vorrangige Erwägung sein muss.

Innerhalb des nationalen Rechts wird auch in Artikel 31 des *Schweizerischen Zivilgesetzbuches* darauf hingewiesen, dass die Persönlichkeit erst mit dem Leben nach

---

[8] Botschaft über eine neue Bundesverfassung vom 20.11.1996, BBl 1997 I 1 ff.
[9] Kley A. Der Grundrechtskatalog der nachgeführten Bundesverfassung – ausgewählte Neuerungen. Zeitschrift des Bernischen Juristenvereins 1999; 135(6): 301-347
[10] UN-Kinderrechtskonvention. Übereinkommen über die Rechte des Kindes;
http://www.unicef.de/fileadmin/content_media/Aktionen/Kinderrechte18/UN-Kinderrechtskonvention.pdf
[11] Allgemeine Erklärung der Menschenrechte Resolution 217 A (III) der Generalversammlung vom 10. Dezember 1948; http://www.un.org/depts/german/grunddok/ar217a3.html
[12] Charta der Grundrechte der Europäischen Union. 18.12.2000 DE Amtsblatt der Europäischen Gemeinschaften C 364/13; http://www.europarl.europa.eu/charter/pdf/text_de.pdf; die Charta der Grundrechte wurde mit dem am 01.12.2009 in Kraft getretenen *Vertrag von Lissabon* von allen EU-Mitgliedstaaten außer Großbritannien, Polen und Tschechien anerkannt

der vollendeten Geburt beginnt. Jedoch ist das Kind auch schon vor der Geburt unter dem Vorbehalt rechtsfähig, dass es lebend geboren wird.

Art 31 ZGB

1 Die Persönlichkeit beginnt mit dem Leben nach der vollendeten Geburt und endet mit dem Tode.

2 Vor der Geburt ist das Kind unter dem Vorbehalt rechtsfähig, dass es lebendig geboren wird.

b. Recht auf Gesundheit

Gesundheitsschutz ist eines der Ziele der UNO-Menschrechtspolitik. Nach Artikel 25, Absatz 1 der UNO-Menschenrechtserklärung vom 10.12.1948[13] hat jeder das Recht auf einen Lebensstandard, der seine und seiner Familie Gesundheit und Wohl gewährleistet. Ein Recht auf Gesundheit ("right to health") findet sich insbesondere im *Internationalen Pakt vom 16. Dezember 1966 über wirtschaftliche, soziale und kulturelle Rechte (UNO-Pakt I)*[14]. Hier erkennen die Vertragsstaaten in Artikel 12, Absatz 1 das Recht eines jeden auf das für ihn erreichbare Höchstmaß an körperlicher und geistiger Gesundheit an. Nach Artikel 12, Absatz 2 haben die Vertragsstaaten verschiedene Maßnahmen zur vollen Verwirklichung dieses Rechtes zu unternehmen. Hierzu gehören u.a. Maßnahmen zur Senkung der Zahl der Totgeburten und der Kindersterblichkeit sowie zur gesunden Entwicklung des Kindes und Maßnahmen zur Vorbeugung, Behandlung und Bekämpfung sonstiger Krankheiten.

Das Recht auf Gesundheit ("right to health") ist jedoch kein Individualrecht, sondern eine programmatische Bestimmung. Nach der Rechtsprechung des Schweizerischen Bundesgerichtes gilt der UNO-Pakt I - bis auf einige Ausnahmen - nicht als direkt anwendbar, da sich die von der Schweiz mit diesem Pakt eingegangenen völkerrechtlichen Verpflichtungen nicht an die Einzelnen, sondern primär an die Gesetzgeber der Vertragsstaaten richtet. Diese haben sie als Richtlinien für ihre Tätigkeit zu beachten[15]. Die Vorschriften des UNO-Paktes I gewährten dem Einzelnen also grundsätzlich keine subjektiven und justiziablen Rechte, die der Bürger vor schweizerischen Verwaltungs- und Gerichtsbehörden anrufen könnte[16]. Allerdings könnte sich ein neu zu schaffendes kantonales Recht sehr wohl auf diesen Artikel des UNO-Pakt I berufen.

Im Bereich der nationalen Gesetzgebung gibt es bislang kein gültiges *Präventionsgesetz*[17]. Das *Bundesgesetz über die Krankenversicherung* (KVG), Art. 19f. fördert jedoch bereits neben den individuellen Präventionsleistungen die Verhütung von Krankheiten und unterstützt die Stiftung "Gesundheitsförderung Schweiz".

Art. 19 KVG Förderung der Verhütung von Krankheiten

1 Die Versicherer fördern die Verhütung von Krankheiten.

---

[13] Allgemeine Erklärung der Menschenrechte Resolution 217 A (III) der Generalversammlung vom 10. Dezember 1948; http://www.un.org/depts/german/grunddok/ar217a3.html
[14] UNO-Pakt I. Internationaler Pakt über wirtschaftliche, soziale und kulturelle Rechte; http://www.justice-for-peace.org/uno-pakt_i.htm; Beitritt der Schweiz: 18. Juni 1992
[15] Botschaft des Bundesrates vom 30. Januar 1991 betreffend den Beitritt der Schweiz zu den beiden internationalen Menschenrechtspakten von 1966, BBl 1991 I 1193 und 1202
[16] BBl 1991 I 1202; AB 1991 N 1494, S 930
[17] Entwurf zum Bundesgesetz über Prävention und Gesundheitsförderung (Präventionsgesetz, PrävG); http://www.admin.ch/ch/d/ff/2009/7189.pdf

2 Sie betreiben gemeinsam mit den Kantonen eine Institution, welche Massnahmen zur Förderung der Gesundheit und zur Verhütung von Krankheiten anregt, koordiniert und evaluiert. Kommt die Gründung der Institution nicht zustande, so nimmt der Bund sie vor.

3 Das leitende Organ der Institution besteht aus Vertretern der Versicherer, der Kantone, der SUVA, des Bundes, der Ärzteschaft, der Wissenschaft sowie der auf dem Gebiet der Krankheitsverhütung tätigen Fachverbände.

Im Kanton Basel-Stadt regelt das kantonale *Gesundheitsgesetz* (GesG) vom 21. September 2011[18] - unter Vorbehalt des höherrangigen Rechts - das Gesundheitswesen. Nach Artikel I, § 1, Absatz 2 bezweckt es die Erhaltung, die Förderung, den Schutz und die Wiederherstellung der Gesundheit der Bevölkerung und der einzelnen Person durch Maßnahmen der Gesundheitsförderung und Prävention, der Gesundheitsversorgung und des Gesundheitsschutzes. Dies wird u.a.in Artikel VII, § 56, Absatz 1 näher erläutert. Hier heißt es, dass der Regierungsrat Maßnahmen und Projekte der Gesundheitsförderung und Prävention veranlasst und unterstützt, deren Zweck es u.a. ist, die Bevölkerung hinsichtlich der Gesundheit und der sie beeinflussenden Faktoren zu informieren, die Gesundheitskompetenz der einzelnen Person und der Allgemeinheit zu fördern und Anreize zur Verbesserung des Gesundheitsverhaltens zu schaffen sowie Gesundheitsprobleme frühzeitig zu erkennen und zu verhüten oder zu behandeln.

Im Zusammenhang mit den hier zu diskutierenden Rechtsfragen könnte auch das *Bundesgesetz zum Schutz vor Passivrauch*[19] vom 03. Oktober 2008 von Bedeutung sein. Es statuiert in Artikel 1f ein Rauchverbot für geschlossene Räume, die öffentlich zugänglich sind oder mehreren Personen als Arbeitsplatz dienen. Artikel 1, Absatz 3 sagt jedoch, dass das Gesetz nicht auf private Haushaltungen anwendbar ist. Zum 1. Januar 2010 haben vierzehn Kantone - u.a. auch der Kanton Basel-Stadt – darüber hinaus beschlossen, Raucherbetriebe zu verbieten.

Grundlage der Rauchverbote ist das *WHO-Rahmenübereinkommen zur Eindämmung des Tabakgebrauchs*[20]. Die Vertragsparteien beschlossen in ihrer zweiten Konferenz am 6. Juli 2007 in Bangkok Leitlinien zum Schutz vor Passivrauchen, die auf Artikel 8 des Rahmenübereinkommens basieren. Sie sehen in einer nicht rechtsverbindlichen Empfehlung Einschränkungen in öffentlich zugänglichen und geschlossenen Räumen zum Schutz vor Passivrauchen vor, u. a. auch ein Rauchverbot ohne die Möglichkeit der Einrichtung von rauchfreien Räumen.

Der Schutz vor Passivrauchen wird auf der Schweizerischen Bundesebene auch über Artikel 6 des Arbeitsgesetzes (ArG)[21] geregelt. Hiernach muss der Arbeitgeber zum Schutz der Gesundheit der Arbeitnehmenden alle Maßnahmen treffen, die nach der Erfahrung notwendig, nach dem Stand der Technik anwendbar und den Verhältnissen des Betriebes angemessen sind. Hierauf stützte sich Artikel 19 der Verordnung 3 vom 18. August 1993 zum Arbeitsgesetz (Gesundheitsvorsorge, ArGV 3).

Artikel 19 ArGV 3

Der Arbeitgeber hat im Rahmen der betrieblichen Möglichkeiten dafür zu sorgen, dass die Nichtraucher nicht durch das Rauchen anderer Personen belästigt werden.

---

[18] Gesundheitsgesetz (GesG)vom 21. September 2011des Kantons Basel-Stadt (Stand 1. Januar 2012); http://www.gesetzessammlung.bs.ch/frontend/versions/2040?locale=de
[19] Bundesgesetz zum Schutz vor Passivrauch; http://www.admin.ch/ch/d/ff/2008/8243.pdf
[20] WHO Framework Convention on Tobacco Control – FCTC; http://whqlibdoc.who.int/publications/2003/9241591013.pdf
[21] Art 6 ArG; http://www.admin.ch/ch/d/sr/822_11/a6.html

Dieser Artikel wurde gemäß Art. 8 der Verordnung zum Schutz vor Passivrauchen (Passivrauchschutzverordnung, PRSV)[22] vom 28. Okt. 2009 mit Wirkung vom 1. Mai 2010 aufgehoben.

B. Auslegung der Rechtsnormen im Hinblick auf die Rechte und Pflichten der werdenden Mutter

a. Elterliche Sorge

Das *Schweizerische Zivilgesetzbuch* legt im Art. 301, Absatz I 1[23] zur Elterlichen Sorge fest, dass Eltern im Hinblick auf das Wohl des Kindes seine Pflege und Erziehung leiten und unter Vorbehalt seiner eigenen Handlungsfähigkeit die nötigen Entscheidungen treffen. Nach Artikel 302, Absatz II 1[24] haben die Eltern das Kind ihren Verhältnissen entsprechend zu erziehen und seine körperliche, geistige und sittliche Entfaltung zu fördern und zu schützen. Artikel 306 2.2[25] besagt, dass die Bestimmungen über die Vertretungsbeistandschaft Anwendung finden, wenn Eltern in einer Angelegenheit Interessen haben, die denen des Kindes widersprechen. Darüber hinaus sagt Artikel 307 I 1[26], dass die Vormundschaftsbehörde die geeigneten Maßnahmen zum Schutz des Kindes trifft, wenn das Wohl des Kindes gefährdet und die Eltern nicht von sich aus für Abhilfe sorgen oder sie dazu außerstande sind. Nach Artikel 308 II 1, 3[27] kann die die Vormundschaftsbehörde dem Kind einen Beistand, der die Eltern in ihrer Sorge um das Kind mit Rat und Tat unterstützt, ernennen, falls es die Verhältnisse erfordern. Die elterliche Sorge kann entsprechend beschränkt werden. Artikel 310 III 1[28] besagt darüber hinaus, dass die Vormundschaftsbehörde das Kind den Eltern wegnehmen und in angemessener Weise unterbringen muss, wenn der Gefährdung des Kindes nicht anders begegnet werden kann. Die Entziehung der elterlichen Sorge (Artikel 311 IV 1 1, 2) geschieht dann, wenn die Eltern wegen Unerfahrenheit, Krankheit, Gebrechen, Ortsabwesenheit oder ähnlichen Gründen außerstande sind, die elterliche Sorge pflichtgemäß auszuüben und wenn die Eltern sich um das Kind nicht ernstlich gekümmert oder ihre Pflichten gegenüber dem Kinde gröblich verletzt haben.

Art. 311 ZGB IV. Entziehung der elterlichen Sorge

1. durch die vormundschaftliche Aufsichtsbehörde

Sind andere Kindesschutzmassnahmen erfolglos geblieben oder erscheinen sie von vornherein als ungenügend, so entzieht die vormundschaftliche Aufsichtsbehörde die elterliche Sorge:

1. Wenn die Eltern wegen Unerfahrenheit, Krankheit, Gebrechen, Ortsabwesenheit oder ähnlichen Gründen ausserstande sind, die elterliche Sorge pflichtgemäss auszuüben;

2. wenn die Eltern sich um das Kind nicht ernstlich gekümmert oder ihre Pflichten gegenüber dem Kinde gröblich verletzt haben.

---

[22] Verordnung zum Schutz vor Passivrauchen (Passivrauchschutzverordnung, PRSV); http://www.admin.ch/ch/d/as/2009/6289.pdf
[23] Art. 301 ZGB; http://www.admin.ch/ch/d/sr/210/a301.html
[24] Art. 302 ZGB; http://www.admin.ch/ch/d/sr/210/a302.html
[25] Art. 306 ZGB; http://www.admin.ch/ch/d/sr/210/a306.html
[26] Art. 307 ZGB; http://www.admin.ch/ch/d/sr/210/a307.html
[27] Art. 308 ZGB; http://www.admin.ch/ch/d/sr/210/a308.html
[28] Art. 310 ZGB; http://www.admin.ch/ch/d/sr/210/a310.html

b. Schutz der persönlichen Freiheit

Artikel 10 Absatz 2 der *Schweizerischen Bundesverfassung*[29] schützt die persönliche Freiheit des Einzelnen.

Art. 10 BV Recht auf Leben und auf persönliche Freiheit

2 Jeder Mensch hat das Recht auf persönliche Freiheit, insbesondere auf körperliche und geistige Unversehrtheit und auf Bewegungsfreiheit.

Das in der Bundesverfassung garantierte Grundrecht umfasst ein Mindestmaß an persönlicher Entfaltungsmöglichkeit und die dem Bürger eigene Fähigkeit, eine gewisse tatsächliche Begebenheit zu würdigen und danach zu handeln[30].

Ähnlich gewährt auch die *Europäische Menschenrechtskonvention* (EMRK) in Artikel 8[31] den Schutz der persönlichen Freiheit. Hiernach müssen Eingriffe in das Recht auf Privatleben gesetzlich vorgesehen und zur Erreichung eines öffentlichen Zwecks (nationale und öffentliche Sicherheit, das wirtschaftliche Wohl eines Landes, die Aufrechterhaltung der Ordnung oder der Schutz der Gesundheit, Rechte und Freiheiten anderer) notwendig sein. Nach Landolt (2009) umfasst das geschützte Privatleben nicht nur die psychische und physische Integrität, sondern auch Aspekte der sozialen Identität des Menschen (Name, Sexualleben, geschlechtliche Identität usw.). Daneben schützt Artikel 8 EMRK das Recht auf persönliche Entwicklung und darauf, persönliche Beziehungen mit anderen Menschen und der Umwelt ausbilden und unterhalten zu können. Zum Selbstbestimmungsrecht nach Artikel 8 Ziff. 1 EMRK gehört auch das Recht, über die Art und den Zeitpunkt der Beendigung des eigenen Lebens zu entscheiden. In der Schweiz stellt die EMRK direkt anwendbares Recht dar.

c. Einschränkung von Grundrechten

Eigeschränkt werden können Grundrechte nach Artikel 36 der *Schweizerischen Bundesverfassung*[32] nur dann, wenn die Einschränkung (a) auf einer gesetzlichen Grundlage erfolgt, (b) durch ein öffentliches Interesse oder durch den Schutz von Grundrechten Dritter gerechtfertigt ist, (c) verhältnismäßig ist und (d) den Kerngehalt der Grundrechte nicht antastet.

Art. 36 BV Einschränkung von Grundrechten

1 Einschränkungen von Grundrechten bedürfen einer gesetzlichen Grundlage. Schwerwiegende Einschränkungen müssen im Gesetz selbst vorgesehen sein. Ausgenommen sind Fälle ernster, unmittelbarer und nicht anders abwendbarer Gefahr.

2 Einschränkungen von Grundrechten müssen durch ein öffentliches Interesse oder durch den Schutz von Grundrechten Dritter gerechtfertigt sein.

3 Einschränkungen von Grundrechten müssen verhältnismässig sein.

4 Der Kerngehalt der Grundrechte ist unantastbar.

---

[29] Art. 10 Abs. 2 BV; http://www.admin.ch/ch/d/sr/101/a10.html
[30] Landolt H. Öffentliches Gesundheitsrecht – Public Health Law. Zürich/St. Gallen: Dike Verlag AG, 2009, S. 61
[31] Art. 8 EMRK; http://www.anwalt-gericht-menschenrechte.de/art-8-emrk-recht-auf-privat-und-familienleben.html
[32] Art. 36 BV; http://www.admin.ch/ch/d/sr/101/a36.html

Nach *Landolt* bedürfen schwere Beeinträchtigungen von Grundrechten einer klaren und ausdrücklichen Regelung in einem formellen Gesetz. Geringfügigere Beeinträchtigungen können in einem materiellen Gesetz (Verordnung, Allgemeinverfügung etc.) formuliert werden[33].

C. Urteile zur Auslegung der Rechtsnormen im Hinblick auf die Rechte des ungeborenen Kindes

Eine zentrale Frage ist hier, ob das ungeborene Kind nach schweizerischem Recht überhaupt über Rechte verfügt, und wenn ja, über welche.

Nach *Blau*[34] hat der *Europäische Gerichtshof für Menschenrechte* im Fall Vo[35] festgestellt dass dem Embryo in den einzelnen Konventionsstaaten (wie auch in der Schweiz) bestimmte Rechte - wie etwa das Erbrecht - zustünden. Dies sei jedoch mehr eine Folge der „dignité humaine". Der Embryo könne dadurch noch nicht als Person im Sinne des Artikels 2 der *Europäischen Menschenrechtskonvention* angesehen werden[36]. Der Gerichtshof sieht somit die Menschenwürde nicht als Voraussetzung zur Gewährung des Rechts auf Leben aus Art. 2 an. Nach seiner Ansicht kann selbst die Menschenwürde den Embryo noch nicht zum „bénéficiaire du droit à la vie" machen. Dies spricht für die Ansicht *Streuers*[37], dass der Grundsatz der Menschenwürde nicht als Begründungssatz für die Gewährung von Schutzpflichten herangezogen werden kann. *Blau*[38] lehnt daher auch die Ansicht Jacqués[39] ab, der aus Art. 2 i.V.m. Art. 3 einen Rechtsträgerstatus des Embryos ableiten und dann aus Gründen der „dignité humaine" einen weitergehenden Schutz des Embryos gewährleisten will. Ihrer Ansicht nach geht der *Europäische Gerichtshof für Menschenrechte* von einer derartigen objektiv-rechtlichen Dimension der prozeduralen Schutzpflicht gerade nicht aus. Sie vertritt die Ansicht, dass aufgrund der großzügigen Auslegung der prozeduralen Schutzpflichten in den Konventionsstaaten daher zunächst keine Veranlassung bestehen dürfte, extensivere Maßnahmen zum Schutz des Embryos zu ergreifen. Sie kommt damit zu dem Schluss, dass dieses Urteil zu einer weiteren Stabilisierung der uneinheitlichen Rechtslage in den jeweiligen Konventionsstaaten sowohl im Hinblick auf den Rechtsträgerstatus als auch auf das Schutzpflichtkonzept beitragen wird. Ihrer Ansicht nach hat es der Gerichtshof im Fall Vo/Frankreich insbesondere durch die extensive Auslegung der prozeduralen Schutzpflicht versäumt, ein positives Signal zum Schutz des Embryos zu setzen und so auch die Entwicklung hinsichtlich eines möglichen Rechtsträgerstatus zu beschleunigen.

---

[33] Landolt H. Öffentliches Gesundheitsrecht – Public Health Law. Zürich/St. Gallen: Dike Verlag AG, 2009, S. 147
[34] Blau K. Neuere Entwicklungen in der Schutzpflichtdogmatik des EGMR am Beispiel des Falles „Vo/Frankreich". ZEuS 2005; 3: 397-440
[35] EGMR Vo/Frankreich (Fn. 1) Rdnr. 84
[36] Art. 2 EMRK. Recht auf Leben; http://dejure.org/gesetze/MRK/2.html
[37] Streuer. Die positive Verpflichtung des Staates: Eine Untersuchung der positiven Verpflichtung des Staates aus den Grund- und Menschenrechten des Grundgesetzes und der Europäischen Menschenrechtskonvention, Schriften des Europa-Instituts der Universität des Saarlandes, Bd. 42, 1. Aufl. 2003, S. 217
[38] s. Fn. 34
[39] Jacqué JP. La Convention européenne des droits de l'homme et la bioéthique. In: Furkel F, Jung H (Hrsg.). Bioethik und Menschenrechte – Bioéthique et droits del'homme. Schriftenreihe Annales Universitatis Saraviensis, Bd. 127, 1993, S. 4

D. Urteile zur Auslegung der Rechtsnormen im Hinblick auf die Rechte und Pflichten der werdenden Mutter

Das Recht auf persönliche Freiheit (Selbstbestimmungsfreiheit) nach Art. 10 Absatz 2 BV garantiert nach der bundesgerichtlichen Rechtsprechung alle Aspekte, die elementare Erscheinungen der Persönlichkeitsentfaltung bilden. Sie umfasst nach Landolt[40] ein Mindestmaß an persönlicher Entfaltungsmöglichkeit und die dem Bürger eigene Fähigkeit, eine gewisse tatsächliche Begebenheit zu würdigen und danach zu handeln. Dieses Recht garantiert jedoch keine allgemeine Handlungsfreiheit, auf die sich der Einzelne gegenüber jedem staatlichen Akt, der sich auf seine persönliche Freiheit auswirkt, berufen kann. Hiernach schützt die persönliche Freiheit nicht vor jeglichem physischen oder psychischen Missbehagen[41].

Im Einzelfall muss der Schutzbereich der persönlichen Freiheit ebenso wie die Grenze der Zulässigkeit von Eingriffen − angesichts von Art und Intensität der Beeinträchtigung sowie im Hinblick auf eine mögliche besondere Schutzwürdigkeit des Betroffenen − konkretisiert werden[42].

Nach einem Bundesgerichtsurteil vom 20.12.2005[43] verleiht der verfassungsrechtliche Schutz der individuellen Selbstbestimmung dem Einzelnen einen Anspruch, die wesentlichen Aspekte seines Lebens selber zu gestalten. Hierzu gehört z.b. auch der Anspruch der Frau, selber über einen Schwangerschaftsabbruch zu entscheiden. Andererseits sagt die bundesgerichtliche Rechtsprechung auch, dass zum Mindestmaß an persönlicher Entfaltungsmöglichkeit nur elementare Erscheinungen der Persönlichkeitsentfaltung zählen. Elementare Erscheinungen der Persönlichkeitsentfaltung sind hiernach jedoch u. a. der Wunsch nach Kindern[44].

Nach bundesgerichtlicher Rechtsprechung bedürfen schwere Eingriffe in die Freiheitsrechte einer klaren und ausdrücklichen Regelung in einem formellen Gesetz[45]. Dabei muss die gesetzliche Grundlage nach Landolt[46] für Eingriffe in die Freiheitsrechte ein Mindestmaß an Bestimmtheit und Klarheit aufweisen. Die Rechtsnorm muss ausreichend zugänglich sein, sodass der Bürger in hinreichender Weise erkennen kann, welche rechtlichen Vorschriften auf einen gegebenen Fall anwendbar sind[47].

V. Anwendung der Rechtsnormen auf den rechtserheblichen Sachverhalt

A. Anspruchsanalyse

Zwangsmaßnahmen, d. h. Maßnahmen, die gegen den Willen einer Person angeordnet werden und den Schutzbereich verfassungsmäßiger Grundrechte betreffen, sind nach

Artikel 35 bzw. Artikel 36 der Schweizerischen Bundesverfassung[48]

nur zulässig, wenn

---

[40] Landolt H. Öffentliches Gesundheitsrecht − Public Health Law. Zürich/St. Gallen: Dike Verlag AG, 2009, S. 61
[41] BGE 127 I 6 E. 5a S. 11 (Basler Zwangsmedikation)
[42] BGE 124 I 40 E. 3a S.42, 85 E. 2a S. 87; 120 Ia 147 E. 2a S. 149; 115 Ia 234 E. 5a S. 246
[43] BGE 132 III 359, Erwägung 4.3.2
[44] BGE 119 Ia 460
[45] BGE 123 I 221 E. I/4a S. 226; 112 Ia 107 E. 3b S. 112
[46] Landolt H. Öffentliches Gesundheitsrecht − Public Health Law. Zürich/St. Gallen: Dike Verlag AG, 2009, S. 147
[47] BGE 115 Ia 277 E. 7a S. 288; 109 Ia 273 E. 4d S. 282 f.
[48] Art. 26 BV; http://www.admin.ch/ch/d/sr/101/a36.html

(a) eine gesetzliche Grundlage besteht,

(b) die fragliche Maßnahme durch ein schutzwürdiges Interesse gerechtfertigt ist und

(c) die fragliche Maßnahme wirksam, notwendig und in Bezug auf ihre Auswirkungen für den Betroffenen angemessen ist.

Die vom Kanton Basel-Stadt geplante Maßnahme, ein Rauchverbot für schwangere Frauen einzuführen, ist eine solche Zwangsmaßnahme. Daher ist zu fragen:

a. *Besteht eine gesetzliche Grundlage, ein Rauchverbot für schwangere Frauen durchzuführen?*

Nach den zuvor diskutierten Rechtsnormen besteht derzeit meiner Ansicht nach keine gesetzliche Grundlage, ein Rauchverbot für schwangere Frauen im Kanton Basel-Stadt einzuführen. Schwangere Frauen haben wie jede/r andere in der Schweiz das Recht zu rauchen (s. Art. 10 BV Recht auf persönliche Freiheit). Dieses Recht ist nur eingeschränkt durch das *Bundesgesetz zum Schutz vor Passivrauch*, das für öffentlich zugängliche Räume und Arbeitsplätze gilt, wo mehrere Personen arbeiten. Das Gesetz ist nicht auf den privaten Raum anwendbar. Allerdings könnte der Regierungsrat des Kantons Basel-Stadt auf der Basis des kantonalen *Gesundheitsgesetzes* Maßnahmen und Projekte der Gesundheitsförderung und Prävention veranlassen. Ob eine solche Maßnahme dann evtl. auch ein Rauchverbot für schwangere Frauen sein könnte, ist zu diskutieren.

b. *Besteht ein schutzwürdiges Interesse des ungeborenen Kindes?*

Nach den in Abschnitt I dieses Gesundheitsrechtsmemos dargelegten Ergebnissen zahlreicher Studien und Meta-Analysen zu den Folgeschäden des Rauchens in der Schwangerschaft muss das noch ungeborene Kind ein erhebliches Interesse an einem Rauchverbot für schwangere Frauen haben. Allerdings ist es fraglich, ob das ungeborene Kind dieses Interesse im Sinne eines einklagbaren Rechtes auch durchsetzen kann. Zwar hat jeder Mensch nach Art. 10 Abs. 2 BV ein Recht auf körperliche und geistige Unversehrtheit, doch gilt dieses Recht nur für bereits geborene Menschen. Auch Art. 11 BV, der Kindern und Jugendlichen einen Anspruch auf besonderen Schutz ihrer Unversehrtheit zusichert, gilt erst für Kinder ab ihrer Geburt. Einzig die UN-Kinderrechtskonvention, der auch die Schweiz beigetreten ist, besagt, dass Kinder vor und nach ihrer Geburt wegen ihrer mangelnden körperlichen und geistigen Reife besonderen Schutzes und besonderer Fürsorge bedürfen. Hierbei handelt es sich jedoch nicht um ein subjektives, justitiables Recht, sondern um eine Richtlinie für den Gesetzgeber, dem dieser aber bei der Formulierung von Art. 11 in der Revision der Bundesverfassung nicht gefolgt ist. Zwar ist das ungeborene Kind auch nach schweizerischem Zivilrecht (Art. 31 ZGB) unter dem Vorbehalt rechtsfähig[49], dass es lebend geboren wird. Seine Persönlichkeit beginnt hiernach jedoch erst mit der Geburt. Ähnlich hat der Europäische Gerichtshof für Menschenrechte entschieden, der Embryonen noch nicht als Personen im Sinne des Art. 2 EMRK sieht und daher keine besondere Schutzpflicht gegenüber dem ungeborenen Kind sieht.
Darüber hinaus besagt zwar auch Art. 12 UNO-Pakt I, dem die Schweiz 1992 beigetreten ist, dass jeder Menschen das Recht auf ein für ihn erreichbare Höchstmaß an körperlicher und geistiger Gesundheit hat und führt explizit auf, dass die Vertragsstaaten hierzu Maßnahmen zur Senkung der Zahl an Totgeburten und der

---

[49] z.B. in dem Sinne, dass es erben kann

Kindersterblichkeit sowie zur gesunden Entwicklung des Kindes treffen sollen. Auch dies ist jedoch kein Individualrecht, sondern eine Richtlinie für den Gesetzgeber.

Es besteht danach also aus rechtlicher Sicht weder ein schutzwürdiges Interesse des ungeborenen Kindes auf einen Rauchverzicht der Mutter, noch könnte das Ungeborene ein solches Recht, wenn es denn bestünde, in der Schweiz überhaupt durchsetzen. Gleichzeitig legt das Schweizerische Zivilgesetzbuch jedoch in Art. 301ff im Rahmen der „Elterlichen Sorge" fest, dass Eltern die körperliche und geistige Entfaltung ihres Kindes fördern und schützen müssen. Falls Eltern in einer Angelegenheit Interessen haben, die denen des Kindes widerspricht, kann die Vertretungsbeistandschaft angewandt werden. Hier könnte man das Rauchen der werdenden Mutter als ein solches Interesse interpretieren, das den Interessen des ungeborenen Kindes widerspricht. Eine solche Entziehung der elterlichen Sorge könnte z.b. auch dann erfolgen, wenn die Eltern wegen Unerfahrenheit außerstande sind, die elterliche Sorge pflichtgemäß auszuüben. Allerdings wäre dies natürlich erst nach der Geburt möglich. Auch hier wäre dann das Prinzip der Verhältnismäßigkeit zu diskutieren (s.u.).

c. *Ist diese Maßnahme wirksam, notwendig und in Bezug auf ihre Auswirkungen für den Betroffenen angemessen?*

Die in Abschnitt I dieses Gesundheitsrechtsmemos angeführten Studien zeigen, dass allein der Verzicht auf Rauchen in der Schwangerschaft zu einer erheblichen Reduktion Zahl an kindlichen Fehlbildungen führt. Ein Rauchverbot für schwangere Frauen wäre also durchaus wirksam.

Ob ein Rauchverbot für schwangere Frauen auch notwendig ist, wäre noch zu diskutieren. Sicherlich wäre ein freiwilliger Rauchverzicht von schwangeren Frauen sinnvoller, da die Durchsetzung eines Rauchverbotes für schwangere Frauen (im privaten wie im öffentlichen Raum) kaum zu überwachen wäre. Vom Bestehen einer Schwangerschaft weiß in der Regel anfangs nur die betroffene Schwangere selbst. Oftmals sind bei der Feststellung einer Schwangerschaft schon mehrere Wochen der Frühschwangerschaft verstrichen. Insbesondere in diesen ersten Wochen, während derer die Organogenese stattfindet, ist das Ungeborene besonders vulnerabel. Fehlbildungen wie z.b. Lippen-Kiefer-Gaumenspalten entstehen schon während dieser frühen Schwangerschaftsphase (hier: 5. – 7. SSW).

Für das ungeborene Kind wäre der Verzicht seiner Mutter auf Rauchen in der Schwangerschaft angemessen, da die Auswirkungen für das Ungeborene in erster Linie positiv sein würden. Das Risiko für die Entwicklung von Fehlbildungen und eines Fetalen-Tabaksyndroms könnte dadurch erheblich gesenkt werden.

d. *Ist bei dem geplanten Rauchverbot für schwangere Frauen die Verhältnismäßigkeit gewahrt?*

Die werdende Mutter hat zwar nach Art. 10 Abs. 2 BV das Recht auf persönliche Freiheit. Dieses Grundrecht umfasst ein Mindestmaß an körperlichen Entfaltungsmöglichkeiten. Prinzipiell hat sie damit auch das Recht, sich durch Rauchen selbst zu schädigen. Eingeschränkt werden kann dieses Grundrecht nur dann, wenn die oben genannten Punkte nach Art. 36 BV zutreffen. Anders als in anderen Fällen sind von den Auswirkungen nach Art. 36 BV hier jedoch zwei Menschen betroffen: die schwangere Frau und das ungeborene Kind. Hierdurch wird die Abwägung der Verhältnismäßigkeit kompliziert. Vom Eingriff betroffen ist die schwangere Frau (sie wird in ihrem Recht auf persönliche Freiheit eingeschränkt), die Eingriffswirkung liegt jedoch beim ungeborenen Kind. Wenn Eingriffszweck und Eingriffswirkung verhältnismäßig sein sollen, dann sollte auf Maßnahmen, die von geringem öffentlichem Interesse sind und gleichzeitig starke Eingriffe in die private Freiheiten darstellen, verzichtet werden. Darüber hinaus sollte dann, wenn mehrere Maßnahmen möglich sind, die dem öffentlichen Interesse gerecht werden, die mildere Maßnahme bevorzugt werden. In Fall des geplanten Rauchverbots für schwangere Frauen ist das öffentliche Interesse an gesunden, nicht behinderten Kindern wesentlich größer als der recht kleine Eingriff in die privaten Freiheiten der schwangeren Frauen. Die Verhältnismäßigkeit ist bei dem geplanten Rauchverbot für schwangere Frauen meiner Ansicht nach gewahrt.

B. Rechtsfolge

Der Kanton Basel-Stadt kann kein Gesetz bzw. keine Verordnung erlassen, das/die schwangeren Frauen das Rauchen verbietet.

VI. Beantwortung der Rechtsfrage

Für die zu Beginn gestellten Rechtsfragen ergeben sich nun folgende Antworten:

- *Haben ungeborene Kinder ein Recht auf körperliche und geistige Unversehrtheit?*

In der Schweiz haben ungeborene Kinder kein Recht auf körperliche und geistige Unversehrtheit.

- *Haben ungeborene Kinder ein Recht auf Gesundheit?*

In der Schweiz haben ungeborene Kinder kein Recht auf Gesundheit.

- *Wenn ja: Darf das Recht der persönlichen Freiheit einer werdenden Mutter gegen das Recht des ungeborenen Kindes auf körperliche und geistige Unversehrtheit bzw. auf Gesundheit abgewogen werden?*

Nur wenn ungeborene Kinder in der Schweiz ein Recht auf körperliche und geistige Unversehrtheit bzw. auf Gesundheit hätten, dürfte das Recht der persönlichen Freiheit der werdenden Mutter gegen diese potentiellen Rechte des ungeborenen Kindes abgewogen werden.

- *Darf der Kanton Basel-Stadt schwangeren Frauen zum Schutz der Gesundheit ihres ungeborenen Kindes das Rauchen verbieten?*

Nur wenn ungeborene Kinder in der Schweiz und damit auch im Kanton Basel-Stadt ein Recht auf körperliche und geistige Unversehrtheit bzw. auf Gesundheit hätten, dürfte das Recht der persönlichen Freiheit der werdenden Mutter gegen diese potentiellen Rechte des ungeborenen Kindes abgewogen werden. Der Kanton Basel-Stadt dürfte dann schwangeren Frauen zum Schutz der Gesundheit ihres ungeborenen Kindes das Rauchen verbieten.

Schlussfolgerung:

Damit kann der Kanton-Basel-Stadt nach gegenwärtiger Rechtslage schwangeren Frauen das Rauchen nicht verbieten, um die Gesundheit des ungeborenen Lebens zu schützen. Er kann allerdings auf der Basis des kantonalen Gesundheitsgesetzes vom 21. September 2011[50] Präventionsmaßnahmen ergreifen, durch die junge Frauen im gebärfähigen Alter und insbesondere schwangere Frauen in ihrer Gesundheitskompetenz gestärkt werden, sodass sie und ihre Umgebung in und nach der Schwangerschaft freiwillig auf das Rauchen verzichten.

---

[50] s. Fn. 18

VII. Literaturverzeichnis

- Allgemeine Erklärung der Menschenrechte Resolution 217 A (III) der Generalversammlung vom 10. Dezember 1948; http://www.un.org/depts/german/grunddok/ar217a3.html

- Andres RL, Day MC. Perinatal complications associated with maternal tobacco use. Semin Neonatal 2000; 5: 231-241

- Blau K. Neuere Entwicklungen in der Schutzpflichtdogmatik des EGMR am Beispiel des Falles „Vo/Frankreich". ZEuS 2005; 3: 397-440

- Bundesblatt. Botschaft des Bundesrates vom 30. Januar 1991 betreffend den Beitritt der Schweiz zu den beiden internationalen Menschenrechtspakten von 1966, BBl 1991 I 1193 und 1202

- Bundesblatt. Botschaft über eine neue Bundesverfassung vom 20.11.1996, BBl 1997 I 1 ff.

- Bundesgesetz über die Arbeit in Industrie, Gewerbe und Handel, Art 6 ArG; http://www.admin.ch/ch/d/sr/822_11/a6.html

- Bundesgesetz zum Schutz vor Passivrauch; http://www.admin.ch/ch/d/ff/2008/8243.pdf

- Bundesverfassung der Schweizerischen Eidgenossenschaft (BV), Art. 10 Abs. 2; http://www.admin.ch/ch/d/sr/101/a10.html

- Bundesverfassung der Schweizerischen Eidgenossenschaft (BV), Art. 26; http://www.admin.ch/ch/d/sr/101/a36.html

- Bundesverfassung der Schweizerischen Eidgenossenschaft (BV), Art. 36; http://www.admin.ch/ch/d/sr/101/a36.html

- Charta der Grundrechte der Europäischen Union. 18.12.2000 DE Amtsblatt der Europäischen Gemeinschaften C 364/13; http://www.europarl.europa.eu/charter/pdf/text_de.pdf

- Deutsches Krebsforschungszentrum (Hrsg.). Passivrauchende Kinder in Deutschland – Frühe Schädigungen für ein ganzes Leben. Heidelberg, 2003

- Entwurf zum Bundesgesetz über Prävention und Gesundheitsförderung (Präventionsgesetz, PrävG); http://www.admin.ch/ch/d/ff/2009/7189.pdf

- Europäische Menschenrechtskonvention (EMRK) Art. 2. Recht auf Leben; http://dejure.org/gesetze/MRK/2.html

- Europäische Menschenrechtskonvention (EMRK), Art. 8; http://www.anwalt-gericht-menschenrechte.de/art-8-emrk-recht-auf-privat-und-familienleben.html

- Europäischer Gerichtshof für Menschenrechte (EGMR). Vo/Frankreich (Fn. 1) Rdnr. 84

- Gesundheitsgesetz (GesG) vom 21. September 2011des Kantons Basel-Stadt (Stand 1. Januar 2012); http://www.gesetzessammlung.bs.ch/frontend/versions/2040?locale=de

- Hackshaw A, Rodeck C, Boniface S. Maternal smoking in pregnancy and birth defects: a systematic review based on 173 687 malformed cases and 11.7 million controls. Hum. Reprod. Update 2011; 17(5): 589-604; doi:10.1093/humupd/dmr022

- Hannöver, W., Thyrian, J. R., Ebner, A., Röske, K., Grempler, J., Kühl, R., Hapke, U., Fusch, C. & John, U. (2008). Smoking during pregnancy and postpartum: Smoking rates and intention to quit smoking or resume after pregnancy. *Journal of Women's Health*, 17(4), 631-640.

- Jacqué JP. La Convention européenne des droits de l'homme et la bioéthique. In: Furkel F, Jung H (Hrsg.). Bioethik und Menschenrechte – Bioéthique et droits de l'homme. Schriftenreihe Annales Universitatis Saraviensis, Bd. 127, 1993, S. 4

- Keller R, Radtke T, Füllemann D, Krebs H, Hornung R. Rauchen in der Schwangerschaft. Tabakmonitoring – Schweizerische Umfrage zum Tabakkonsum. Bern: BAG, 2009

■ Kley A. Der Grundrechtskatalog der nachgeführten Bundesverfassung – ausgewählte Neuerungen. Zeitschrift des Bernischen Juristenvereins 1999; 135(6): 301-347

■ Landolt H. Öffentliches Gesundheitsrecht – Public Health Law. Zürich/St. Gallen: Dike Verlag AG, 2009, S. 61 und S. 147

■ Rückinger S, Rzehak P, Chen CM et al. Prenatal and Postnatal Tobacco Exposure and Behavioral Problems in 10-Year-Old Childeren: Results from the GINI-plus Prospective Birth Cohort Study. Environmental Health Perspectives 2010; 118(1): 150; http://dx.doi.org/10.1289/ehp.0901209

■ Schellscheidt J, Oyen N, Jorch G. Interaction between maternal smoking and other prenatal risk factors for sudden infant death syndrome (SIDS). 1992

■ Schweizerisches Bundesgericht. Entscheide. BGE 115 Ia 277 E. 7a S. 288; 109 Ia 273 E. 4d S. 282 f.

■ Schweizerisches Bundesgericht. Entscheide. BGE 119 Ia 460

■ Schweizerisches Bundesgericht. Entscheide. BGE 123 I 221 E. I/4a S. 226; 112 Ia 107 E. 3b S. 112

■ Schweizerisches Bundesgericht. Entscheide. BGE 124 I 40 E. 3a S.42, 85 E. 2a S. 87; 120 Ia 147 E. 2a S. 149; 115 Ia 234 E. 5a S. 246

■ Schweizerisches Bundesgericht. Entscheide. BGE 127 I 6 E. 5a S. 11 (Basler Zwangsmedikation)

■ Schweizerisches Bundesgericht. Entscheide. BGE 132 III 359, Erwägung 4.3.2

■ Schweizerisches Zivilgesetzbuch (ZGB), Art. 301; http://www.admin.ch/ch/d/sr/210/a301.html

■ Schweizerisches Zivilgesetzbuch (ZGB), Art. 302; http://www.admin.ch/ch/d/sr/210/a302.html

■ Schweizerisches Zivilgesetzbuch (ZGB), Art. 306; http://www.admin.ch/ch/d/sr/210/a306.html

■ Schweizerisches Zivilgesetzbuch (ZGB), Art. 307; http://www.admin.ch/ch/d/sr/210/a307.html

■ Schweizerisches Zivilgesetzbuch (ZGB), Art. 308; http://www.admin.ch/ch/d/sr/210/a308.html

■ Schweizerisches Zivilgesetzbuch (ZGB), Art. 310; http://www.admin.ch/ch/d/sr/210/a310.html

■ Streuer W. Die positive Verpflichtung des Staates: Eine Untersuchung der positiven Verpflichtung des Staates aus den Grund- und Menschenrechten des Grundgesetzes und der Europäischen Menschenrechtskonvention, Schriften des Europa-Instituts der Universität des Saarlandes, Bd. 42, 1. Aufl. 2003, S. 217

■ UN-Kinderrechtskonvention. Übereinkommen über die Rechte des Kindes; http://www.unicef.de/fileadmin/content_media/Aktionen/Kinderrechte18/UN-Kinderrechtskonvention.pdf

■ UNO-Pakt I. Internationaler Pakt über wirtschaftliche, soziale und kulturelle Rechte; http://www.justice-for-peace.org/uno-pakt_i.htm; Beitritt der Schweiz: 18. Juni 1992

■ Verordnung zum Schutz vor Passivrauchen (Passivrauchschutzverordnung, PRSV); http://www.admin.ch/ch/d/as/2009/6289.pdf

■ WHO Framework Convention on Tobacco Control – FCTC; http://whqlibdoc.who.int/publications/2003/9241591013.pdf